ICONOGRAPHIE

PHOTOGRAPHIQUE

APPLIQUÉE

A L'OPHTHALMOLOGIE

PAR

M. GAYET
Professeur à la Faculté de médecine de Lyon.

ET

MM. HOCQUARD ET ALB. MASSON

LYON, GENÈVE, BALE
HENRI GEORG, LIBRAIRE-ÉDITEUR
65, rue de la République, 65.

1881

ICONOGRAPHIE

PHOTOGRAPHIQUE

APPLIQUÉE

A L'OPHTHALMOLOGIE

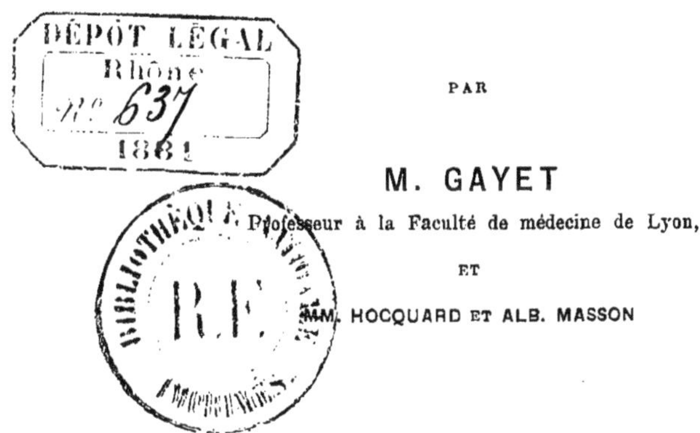

PAR

M. GAYET

Professeur à la Faculté de médecine de Lyon,

ET

MM. HOCQUARD ET ALB. MASSON

LYON, GENÈVE, BALE

HENRI GEORG, LIBRAIRE-ÉDITEUR

65, rue de la République, 65.

1881

ICONOGRAPHIE PHOTOGRAPHIQUE

APPLIQUÉE A L'OPHTHAMOLOGIE

Depuis de longues années nous avions apporté un soin tout particulier à recueillir et à conserver méthodiquement les pièces relatives à la pathologie oculaire, que nous avait fournies une vaste pratique dans les hôpitaux de Lyon. Au commencement de cette année notre collection s'élevait à plus de 500 pièces, et souvent en contemplant ces richesses nous nous demandions comment nous pourrions les rendre le plus possible profitables à la science.

Une fois nous avions essayé de prendre le crayon et les pinceaux avec l'espoir de publier un atlas ; mais nous avions été détourné de cette entreprise par l'énormité du travail, l'idée des frais qu'il devait entraîner, et, faut-il le dire aussi, par la crainte de voir notre œuvre, si consciencieuse qu'elle fût, taxée d'inexactitude; il est si facile, lorsqu'on dessine une pièce anatomique ou une préparation microscopique, d'appuyer sur un trait ou de le négliger un peu, si cela sert une visée théorique, ou apporte dans une controverse l'appoint désiré !

Le temps passait donc, nous enrichissant tous les jours de nouveaux trésors et augmentant de plus en plus en nous le désir de leur faire voir le jour.

Or, toutes les fois que notre esprit s'appesantissait sur ce sujet, l'idée de la photographie nous revenait avec obstination. Sa promptitude d'exécution, sa fidélité impassible nous semblaient en faire exactement l'auxiliaire dont nous avions besoin; il ne nous restait qu'à nous rendre maître de ses procédés et à en faire l'application aux cas particuliers que nous avions en vue.

Nous étions encouragé dans cette tentative par des essais du même genre faits ailleurs, et les iconographies photographiques de Duchenne (de Boulogne), de Luys, et celle, magnifique entre toutes, du Lunatic Azylum de New-York, publiée par Bayle et exécutée par Beecke, nous étaient de sûrs garants pour le succès.

Le professeur Otto Becker (de Heidelberg) avait aussi de son côté essayé d'une publication analogue à celle que nous projetions, mais avec cette différence capitale, et à notre avis toute à son désavantage, que ses planches photographiques étaient tirées sur des dessins à la main.

Un jour donc, nous nous mîmes à l'œuvre et fîmes appel à un habile photographe de Lyon; mais nous ne tardâmes pas à reconnaître que rien de satisfaisant, au point de vue scientifique, ne sortirait jamais d'une association de ce genre.

L'industrie a ses devoirs, ses exigences, ses préjugés et sa routine avec lesquels il faut compter, et si elle peut livrer quelques résultats heureux, elle ne saurait poursuivre une œuvre de longue haleine, pendant laquelle il faut créer une technique, organiser une instrumentation et surtout sacrifier sans pitié les clichés incorrects.

Nous étions donc resté bien convaincu, après cet essai avorté, que les photographies devraient se faire dans notre laboratoire avec nos propres instruments et nos propres ressources.

Heureusement que le hasard réunit à la Clinique ophthalmologique, pendant le semestre d'été de 1881, deux collaborateurs précieux dans la personne de M. Hocquard, ancien chef de clinique, déjà connu dans le monde savant par ses travaux d'anatomie pathologique, et de M. Albert Masson, un de mes élèves, qui, à des connaissances médicales déjà très-solides, joint une science approfondie de l'art photographique. Je me hâtai de mettre à la disposition de ces messieurs toutes les ressources dont je pouvais disposer, en fait de matière pathologique, d'instrumentation; je leur fis partager les largesses dont le Conseil général du Rhône s'était montré si généreusement prodigue envers nous, ce dont je le remercie publiquement ici, et nous nous mîmes avec ardeur à l'œuvre commune.

Après beaucoup de tâtonnements, après des études d'optique, de chimie sans cesse répétées, après des combinaisons instrumentales sans nombre, nous sommes, croyons-nous, arrivés à des résultats d'une certaine valeur, si nous en jugeons par l'accueil qui leur a été fait à Londres dans la section ophthalmologique du Congrès.

Ces tâtonnements, ces efforts, le temps perdu qu'ils entraînent, nous voulons les épargner à ceux qui seraient tentés de nous imiter, et c'est là le motif de cette publication dans laquelle nous allons décrire d'une manière très-brève, mais cependant très-complète, les détails de nos procédés.

Nous devons avertir le lecteur, avant d'entrer dans le cœur de notre sujet, que nous n'avons jamais perdu de vue qu'étant médecins, la photographie ne pouvait être pour nous qu'un instrument de vulgarisation clinique. Toutes les fois que se sont soulevés sous nos pas des problèmes optiques ou chimiques, nous les avons mis de côté, soit pour les étudier autre part, soit pour en confier la solution à plus compétent que nous. Enfin, si pendant le cours de ces recherches nous avons reproduit des combinaisons déjà trouvées par d'autres, comme nous le pensons en ce qui concerne la conservation de l'oculaire, que M. Fayel (de Caen) avait déjà conseillée, nous sommes prêts à reconnaître tous les droits. La seule prétention que nous ayons, c'est d'introduire dans le monde scientifique des moyens simples et pratiques de reproduire les pièces d'anatomie pathologique oculaire.

Nous devons nous attacher à représenter deux espèces de ces pièces anatomiques :

1° Les coupes microscopiques ;

2° Les coupes macroscopiques de globes oculaires fixés

dans leur forme par leur immersion, plus ou moins prolongée, dans les liquides conservateurs.

Pour les unes et les autres nous nous sommes servis de plaques au gélatino-bromure d'argent, qui sont livrées par le commerce toutes prêtes à être employées, et avec lesquelles on obtient des clichés négatifs qui permettent ensuite de tirer un nombre indéfini d'images positives.

Ces plaques sont de formes différentes :

Plaques entières ;

Demi-plaques ;

Quarts de plaques.

Les deux derniers types sont les plus fréquemment employés ; si on en veut de plus grands il faut les commander spécialement.

La représentation des coupes microscopiques est sans contredit une entreprise compliquée ; la confusion y est facile et presque inhérente au mode de reproduction. Dès que les grossissements sont forts, la pénétration du microscope devient insuffisante ; et le seul plan qui pourrait être fidèlement et nettement reproduit se confond avec ceux qui sont antérieurs ou postérieurs à la mise au point. D'où la nécessité de n'opérer que sur des préparations réduites autant que possible à un seul plan, c'est-à-dire parfaitement nettes, extrêmement minces et transparentes. C'est donc en réalité une question de soin, d'habileté de coupe, mais pas le moins du monde une impossibilité.

Les préparations oculaires avec leurs contours définis, leurs formes nettement accusées par les lignes fortes du pigment ou les espaces clairs des membranes vitreuses, se prêtent très-bien à la photographie.

Pour obtenir l'image d'une bonne préparation, nous la plaçons sur la platine d'un microscope articulé de Wérick et nous l'y maintenons exactement avec les deux valets. Cela fait, nous faisons basculer le corps du microscope à angle droit et nous l'engageons dans la paroi d'une chambre noire à soufflet, à la place de l'objectif ordinaire de l'instrument que l'on a supprimé. La pièce est éclairée par transparence au moyen du miroir ordinaire sur lequel tombent les rayons solaires. La planche I donne une idée exacte de la disposition de l'appareil. Le microscope composé ordinaire est donc en somme substitué à l'objectif de l'appareil photographique. Seulement on peut laisser au premier son oculaire, suivant la méthode de M. Fayel (de Caen), ou l'enlever. Dans le premier cas, le champ étant peu diminué, l'agrandissement est plus fort et par conséquent l'éclairage doit être plus intense. Sans l'oculaire le grossissement est moindre, mais la source lumineuse peut être considérablement diminuée. Dans les deux cas, on obtient sur le verre dépoli de la chambre noire une image réelle, qui doit être mise au point avec les plus grandes précautions, au moyen d'une vis micrométrique. Avec l'oculaire cette image est droite, sans lui elle est renversée.

Une remarque importante, c'est qu'il faut de toute nécessité que le tube du microscope objectif de l'appareil photographique soit parfaitement noirci à l'intérieur. Il est difficile d'imaginer le trouble apporté dans les images, par la lumière réfléchie sur la surface intérieure plus ou moins brillante. Il est vrai qu'avec un simple rouleau de papier noir mat, glissé dans le tube, on obvie très-bien à cet inconvénient.

Ici intervient la question des foyers chimiques et de la nécessité d'objectifs spéciaux pour la photographie. L'expérience nous a convaincus que les opinions professées sur ce point ne sont pas absolument exactes, et qu'il y a un moyen bien simple de tourner la difficulté.

M. Masson avait plusieurs fois remarqué en essayant divers objectifs, que les photographies obtenues à certaines heures de la journée étaient satisfaisantes, tandis qu'à d'autres heures il était impossible d'arriver à un résultat irréprochable. En analysant ce fait, nous avons reconnu que, toutes choses égales d'ailleurs, une seule condition était changée en vertu de la marche naturelle du soleil, c'était l'angle d'incidence des rayons lumineux sur le miroir réflecteur, et nous en avons conclu que cette condition jouait un rôle important dans la marche des rayons formateurs de l'image.

Nous avons alors fait l'hypothèse (à laquelle nous ne tenons qu'autant qu'elle pourra être justifiée), que la lumière se polarisait sur le miroir, et que sous certaines incidences les rayons nuisibles pouvaient être éteints. Une circonstance qui peut donner quelque poids à cette idée, c'est qu'à l'heure favorable pour obtenir une bonne image, le temps de pose doit être prolongé plus que ne semblerait le faire croire, à première vue, l'intensité lumineuse de celle-ci sur la glace dépolie.

Nous avons essayé déjà toute une série d'objectifs d'Hartenach et de Wérick, et jusqu'ici nous n'en avons pas trouvé un seul qui ne nous permît d'obtenir de bonnes épreuves.

Comme il est d'un usage habituel en histologie de colorer les préparations, nous avons dû nous préoccuper de l'influence que cette pratique pouvait exercer sur la bonne exécution des photographies.

Une coupe mince, colorée au picro-carminate d'ammoniaque, prise au soleil à un grossissement de cinquante diamètres, demande environ deux secondes de pose.

Les coupes colorées au nitrate d'argent ou à l'acide osmique exigent un temps un peu plus court. Il en est de même pour celles imprégnées de bleu d'aniline.

Seules, les préparations colorées en jaune par le liquide de Müller ont besoin d'une exposition environ quatre fois plus longue pour que les détails viennent bien.

L'appréciation convenable du temps de pose est un des points qui exigent le plus de pratique dans l'art photographique, et celui sur lequel l'expérience se forme avec le temps.

Nous nous sommes encore demandé quelles étaient les substances dans lesquelles il était préférable de monter les coupes, pour le but que nous nous proposions.

En première ligne, nous mettons l'eau distillée, puis la glycérine, et enfin le baume du Canada. Ce dernier, qui est plus résistant et a pour avantage d'éviter le tassement des préparations, a de l'inconvénient précisément à cause de cela.

Nous avons dressé le tableau suivant dans lequel le lecteur trouvera la durée approximative des temps de pose, suivant les conditions variées de grossissement et de couleur des préparations.

Objectif 2	pose 2" à 6"	au soleil.
	pose 25" à 30"	lumière diffuse.
— 4	pose 15" à 25"	au soleil.
— 5	pose 35" à 40"	50" pour jaune ou couleur foncée.

A partir du 5 au 8, la différence est minime si on se sert du miroir concave ordinaire comme source lumineuse.

Avec les oculaires, la durée de pose augmente de :

1/4 avec oc. I.
1/3 avec oc. II.
2/3 avec oc. III.

Ces chiffres représentent des moyennes qui peuvent varier suivant la gélatine employée, et dont le seul mérite est d'établir le rapport entre les différents temps de pose.

Passons maintenant à la reproduction photographique des coupes hémisphériques de globes durcis ; ce sont peut-être celles auxquelles nous attachons le plus d'importance.

Nous avons l'habitude de conserver nos pièces dans le liquide de Müller, et nous procédons à la manière ordinaire, c'est-à-dire que nous plongeons le globe, immédiatement après l'énucléation, dans environ 120 gr. de liquide que nous renouvelons fréquemment, surtout les premiers jours.

L'effet du liquide conservateur est de fixer les pièces en les réduisant, si nous avons bien mesuré, d'environ 1/70 de leur diamètre. La sclérotique et la cornée, devenues l'une jaune blanc, l'autre noirâtre, acquièrent assez de solidité pour ne plus s'affaisser après la section. L'iris et la choroïde prennent une fermeté à peu près semblable relativement; le cristallin devient jaune paille dans les premiers temps et reste assez mou pour être très-facilement coupé ; plus tard il durcit et prend une teinte noire bronzée. Le corps vitré, s'il est sain, ressemble à une sorte de gelée à travers laquelle courent des filaments opalins. Une portion liquide s'écoule pendant la section et le reste s'affaisse un peu. S'il est, comme cela arrive souvent, transformé en une sérosité fortement albumineuse, alors il se coagule, devient très-ferme et la coupe s'y fait comme elle se fait à travers ces gelées que l'on sert sur nos tables. Les parties internes, très-bien soutenues dans ces cas-là, se coupent très-régulièrement et se dessinent avec une admirable netteté. Quant à la rétine, elle se trouble, se gaufre un peu à la façon d'une peau de chagrin, devient blanc-jaunâtre et se prête très-bien aux coupes méridiennes.

Lorsqu'une pièce est restée fort longtemps dans le liquide de Müller, des mois ou des années, elle se détériore un peu probablement par l'altération des humeurs, et il se forme des cristaux de cholestérine, dont le brillant produit dans l'image photographique des taches blanches très-désagréables.

Il est donc bien préférable de couper de très-bonne heure les globes conservés, et le temps, qu'après de nombreux essais nous avons trouvé le plus opportun pour cela, varie de trois à quinze jours après l'énucléation.

La couleur jaune du liquide conservateur étant, comme nous l'avons vu, défavorable à l'action de la lumière, nous conseillons au préalable de laver la pièce à photographier dans un courant d'eau assez fort pour entraîner peu à peu le liquide d'imprégnation, mais incapable d'en déranger l'arrangement quelquefois assez délicat.

Le point capital de l'opération, c'est qu'elle doit s'exécuter sur la pièce plongée dans l'eau.

Déjà, dans une autre publication, j'ai fait valoir les avantages de cette manière d'observer les coupes, et tout ce que j'en ai dit à propos de l'examen aux faibles grossissements peut se répéter à propos de la photographie. C'est la seule manière de soutenir certaines parties qui, sans cela, s'affaisseraient, et d'éteindre des reflets trop violents ou inexplicables.

Je n'insiste pas davantage sur ce point, mais je constate

que cette condition d'immersion implique un arrangement spécial de l'appareil photographique et de la pièce, une disposition nouvelle des instruments habituellement mis en usage (1).

L'hémisphère oculaire est placé dans un petit baquet de verre, sa surface de section tournée en haut et maintenue de façon à être recouverte par une mince couche de liquide.

Le baquet est porté par un petit bras qui se meut le long d'une tige à crémaillère, de façon à pouvoir être monté ou descendu à volonté, par le jeu d'un pignon.

Cet appareil étant en place, on braque sur lui un objectif 00 d'Hartenach auquel on a enlevé la première lentille. Cet objectif est lui-même monté dans la face d'une chambre noire à tirage ordinaire, et le tout est fixé sur un solide pied de fonte, pour éviter les ébranlements. Je dirai même, à ce propos, que dans les conditions où nous opérons, avec une pièce plongée dans un fluide qui s'émeut aux moindres trépidations, la netteté de l'image ne saurait être satisfaisante qu'à la condition de s'y soustraire absolument. Dans ce but, nous établissons nos appareils sur le mur épais d'une fenêtre, au lieu de les placer sur des tables reposant elles-mêmes sur le plancher.

Une fois en position, le système photographique doit rester immobile, et son tirage, que nous fixons toujours le même au moyen d'un repère, ne doit plus être dérangé. Nous établissons la mise au point, en faisant monter ou descendre la pièce le long de son support.

Si au lieu de la boîte carrée ordinaire nous nous servions d'une boîte, sur laquelle l'objectif microscopique serait fixé par l'intermédiaire d'un cône, nous pourrions photographier, sans autre éclairage que les rayons solaires arrivant directement sur la pièce et réfléchis par elle ; mais il n'en saurait être ainsi, et la boîte fait une ombre portée d'autant plus épaisse que, dans le but d'un grossissement plus fort, nous

(1) M. Bitot (de Bordeaux) a en 1878 déjà photographié des coupes cérébrales plongées dans l'eau, mais entre deux lames de verre.

rapprochons davantage l'objectif de la pièce. C'est pour parer à cet inconvénient que nous avons cru devoir l'éclairer artificiellement au moyen de miroirs réflecteurs convenablement disposés.

Nous avons trouvé à cela un double avantage. D'abord de nous débarrasser des rayons nuisibles, ensuite de ménager la lumière de façon à faire ressortir, à notre gré, par le jeu des ombres portées, les parties de la pièce qui nous paraissent dignes d'attention. C'est même là un des grands avantages des figures que nous obtenons, et leur plus grand cachet d'originalité.

Grâce à ces moyens si simples, nous sommes arrivés à obtenir des images d'une précision absolue et d'une netteté bien suffisante. Nous avons calculé nos objectifs et notre tirage de façon à obtenir un grossissement uniforme de trois diamètres, qui nous semble très-satisfaisant pour l'étude. Dans tous les cas, si le besoin d'une plus forte amplification se faisait sentir, nous n'aurions, ce que nous avons fait souvent, qu'à changer d'objectif et à limiter notre figure à un point spécial de la pièce, à la chambre antérieure, par exemple, ou au cristallin, ou à toute autre partie de la coupe.

Il est, du reste, un moyen de donner à nos figures un relief plus complet, en même temps qu'une grosseur encore plus grande, c'est de les examiner à travers une lentille à grand champ, ou d'en faire des images stéréoscopiques; dans ce dernier cas, l'illusion est telle qu'on croirait avoir la pièce même sous les yeux.

Je termine cette exposition technique par les indications suivantes sur les temps de pose.

Une coupe hémisphérique, lavée dans l'eau légèrement phéniquée et photographiée au soleil, exige une pose de 35" à 40"; dans le liquide de Müller, il lui faut de 1' 20" à 1' 50". Enfin pour les pièces plus ou moins bien lavées, il faut une pose de 40" à 80".

Pour rendre plus compréhensibles tous les détails techniques que nous venons de donner, nous avons eu le soin de faire photographier nos appareils, et d'un coup d'œil le lecteur jugera de leur simplicité. (Voy. fig. 1, fig. 2.)

Disons maintenant quel usage nous prétendons faire de la facilité avec laquelle nous pourrons obtenir en grand nombre des types normaux et pathologiques, et les livrer à la publicité.

Nous pourrions réunir, suivant un plan arrêté d'avance, un certain nombre de ces types et publier un atlas, où nous rangerions en regard les pièces macroscopiques et les coupes microscopiques qui s'y rapportent.

Cette manière de procéder ne serait autre chose que la publication d'un atlas comme tant d'autres, qui pourrait avoir une certaine valeur sans doute, mais qui aurait toujours le double inconvénient d'être restreint et d'être onéreux.

Si nous avons songé à la photographie, c'est que nous y avons vu le moyen de reproduire incessamment ce que la nature nous offre de nouveau, et de fournir à chaque travailleur des figures capables de l'intéresser, parce qu'elles peuvent se rapporter au sujet de ses études.

Ce que nous voulons faire, c'est précisément le contraire d'un atlas, c'est la publication sans arrêt ni intermittence d'une série de faits dans laquelle chacun sera libre de s'approprier à peu de frais ce qui pourra lui convenir.

Nous le disions en commençant : à la vue de nos richesses pathologiques et dans l'impossibilité où nous étions d'en tirer tout le parti que nous aurions voulu, nous nous sommes souvent sentis pris du désir de les communiquer à tous les hommes capables d'en tirer un parti réellement scientifique. Ne pouvant les mettre elles-mêmes en circulation, nous avons pensé y mettre leurs images fidèles. Et comme la nature, toujours prodigue, nous offre chaque jour de nouveaux trésors, nous ne pouvions pas songer à l'enfermer dans les limites étroites d'un atlas.

Or, ce que nous faisons nous-même, je ne doute pas que la plupart des cliniques ne puissent le faire en même temps, et à quelle proportion peut atteindre une pareille accumulation de documents ! Ce n'est plus seulement sur un ou deux types qu'on devra faire l'histoire d'une lésion, mais bien sur des centaines !

Nous ne nous dissimulons pas que l'entreprise ne soit considérable, et jusqu'à un certain point aventureuse, puisqu'elle va à l'encontre des usages de la librairie actuelle; mais ce n'est point pour nous une raison d'y renoncer, parce que nous sommes convaincus qu'elle a sa raison d'être, et qu'elle sort, comme de sa source, du moyen mis en œuvre. En somme, nous ne supprimons pas l'atlas, mais nous voulons donner à chacun la faculté de faire son atlas à sa guise.

C'est pour cette raison que nous avons confié nos clichés à une importante maison de Paris, qui se chargera de tirer les épreuves à mesure qu'on les lui demandera. Celles-ci seront rangées par séries et par numéros d'ordre, et chaque nouvelle planche viendra en temps et lieu prendre son rang dans les séries ouvertes. Rien n'empêcherait que les épreuves tirées dans d'autres cliniques ne vinssent se joindre aux nôtres, et ainsi se formerait un stock énorme de figures parfaitement cataloguées où chacun pourrait puiser à son aise.

Ainsi se trouveraient signalées au public intéressé les pièces pathologiques elles-mêmes; il saurait où les prendre, et, grâce aux échanges, aux envois si faciles aujourd'hui, ces richesses scientifiques seraient exploitées par les hommes les plus habiles à les utiliser (1).

(1) La maison qui a bien voulu se charger de l'exécution de nos planches est la maison Molteni, 44, rue du Château-d'Eau, à Paris. C'est à elle que devront s'adresser tous ceux qui voudraient se procurer la collection photographique, ou des planches séparées.

Lyon, Assoc. typ. — Th. Giraud, rue de la Barre, 12.

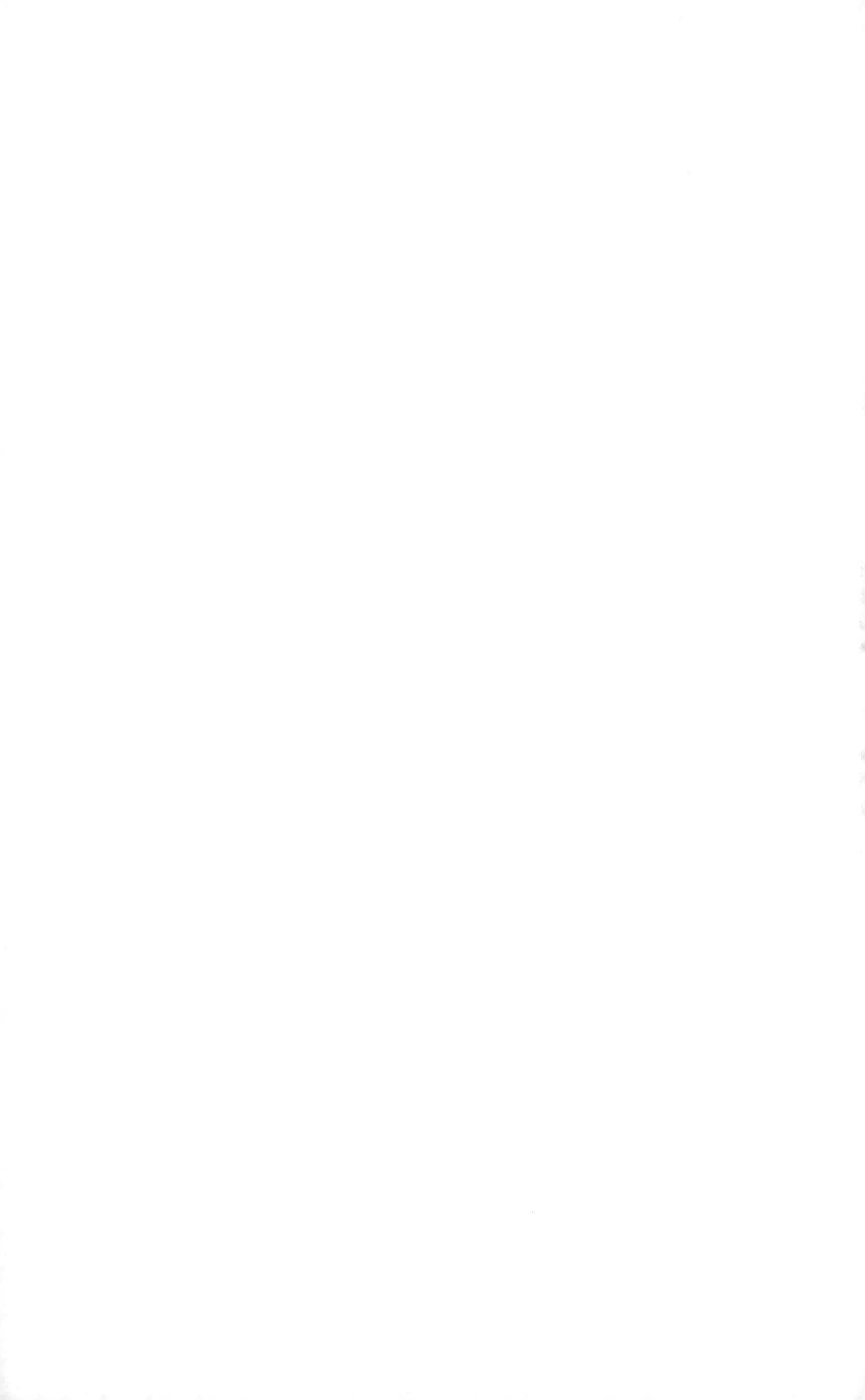

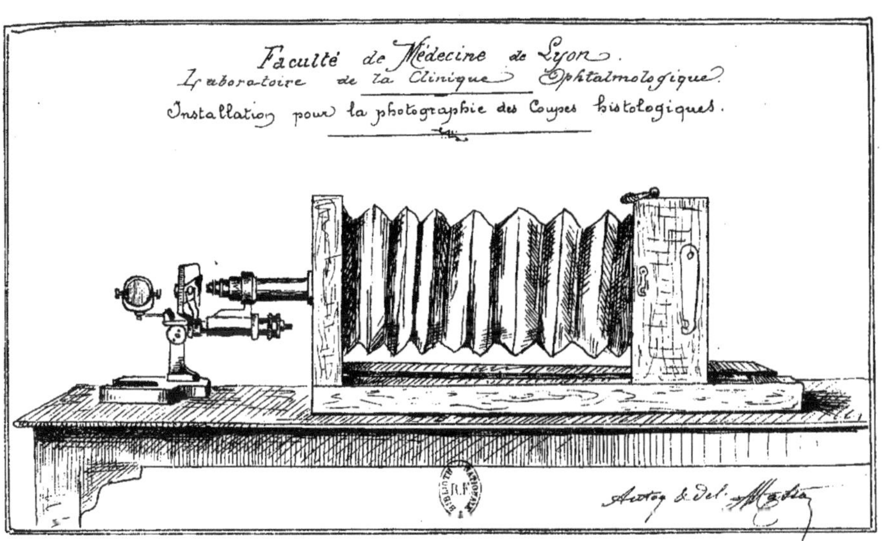
Faculté de Médecine de Lyon.
Laboratoire de la Clinique Ophtalmologique.
Installation pour la photographie des Coupes histologiques.
Autog. & del.

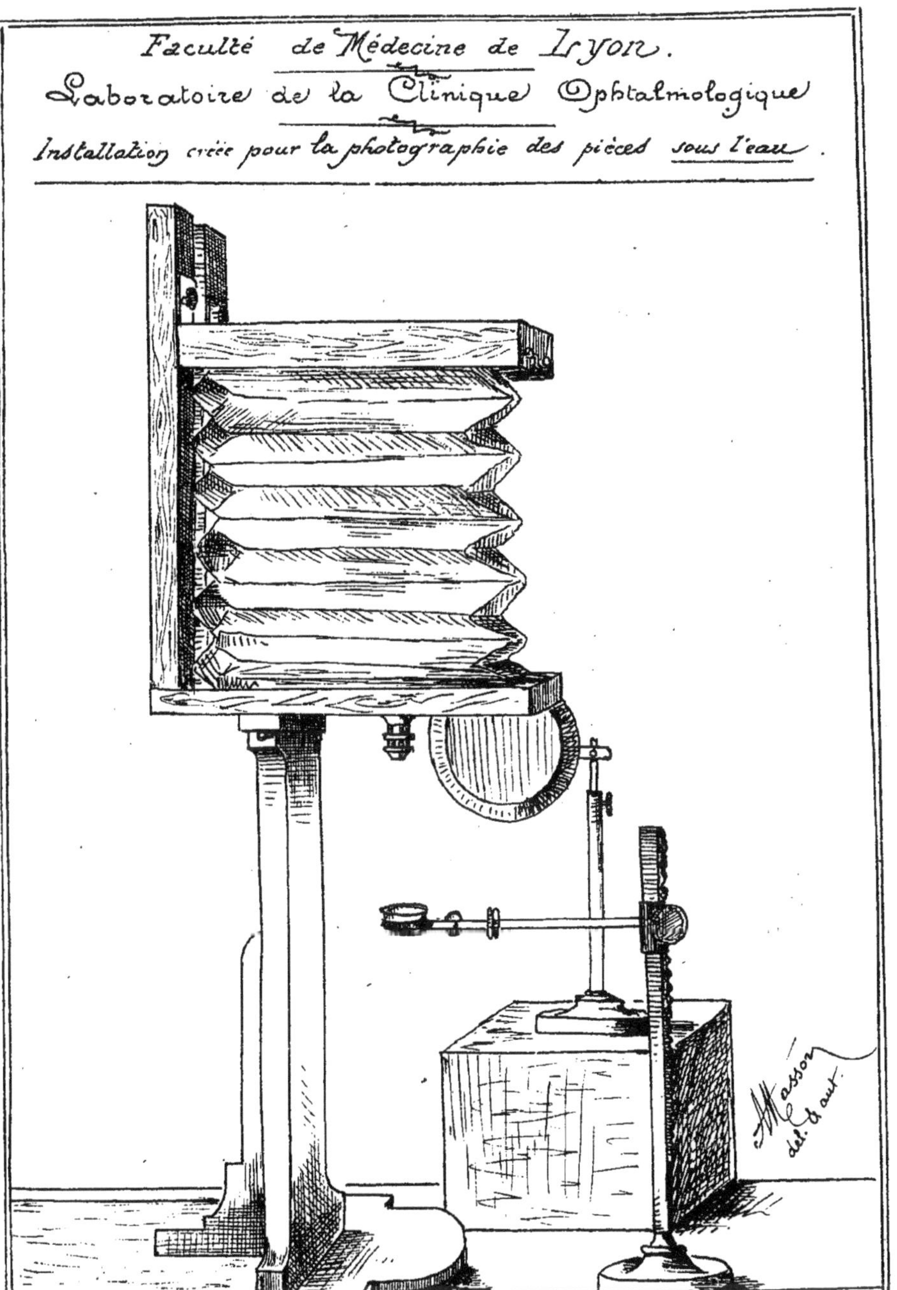

IMP. FUGÈRE FRÈRES, LYON

www.ingramcontent.com/pod-product-compliance
Ingram Content Group UK Ltd.
Pitfield, Milton Keynes, MK11 3LW, UK
UKHW020457220726
13923UKWH00006B/2596

9 782019 294106